1739.

Cholera

Chueca

DU CHOLÉRA,

OU PLUTÔT

PRINCIPES GÉNÉRAUX, THÉORIQUES ET PRATIQUES SUR
TOUTES LES MALADIES EN GÉNÉRAL,

ET SUR LE CHOLÉRA EN PARTICULIER.

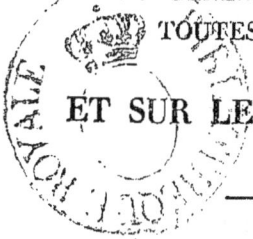

Sur le fléau désastreux qui occupe maintenant tous les
esprits, j'ai conçu des idées qui me paraissent neuves et utiles;
je crois donc qu'il est de mon devoir de les publier. Mais
j'éprouve pour ce travail de grandes difficultés. D'une part
ces idées sont étendues par leur objet, très générales et d'une
nouveauté qui pourra choquer des préjugés médicaux géné-
ralement reçus. Leur rédaction soignée exigerait donc beaucoup
de temps, d'espace, et aussi un peu d'adresse et de précaution.
— D'autre part, je ne sais guère rédiger vite; et cependant
la circonstance est très-urgente. Le choléra marche et ravage
avec rapidité : et il faut bien, si je veux que mes idées contre
lui soient utiles, que je tâche dans leur emploi d'être aussi
rapide que lui, et de les rédiger avant qu'il ait emporté les
malades, les lecteurs, et le rédacteur.

Pour concilier ces contrariétés, je prends le parti de diviser
mon travail en deux temps. — Premier temps. Je dois exposer
brièvement dans cet écrit, d'abord le caractère général de
mon système, et ensuite surtout sa pratique, les parties de
la préservation et du traitement les plus urgentes. — Deuxième
temps. Après cela je publierai séparément le traité méthodique
des causes de la maladie, de sa nature, et de son traitement.

PARAGRAPHE PREMIER.

CARACTÈRE GÉNÉRAL DE CE SYSTÈME.

Ce système, ai-je dit, est étendu, général, et en partie
nouveau.

1.º Il est étendu; il embrassera en effet sur cette maladie,
ses causes qui sont nombreuses, sa nature qui est compliquée,

et son traitement préservatif et curatif, qui consiste en des moyens les uns physiques et les autres moraux.

2.º Ce système est général. En effet, on ne peut raisonner sur le traitement d'une maladie en particulier, qu'en le fondant sur des principes généraux.

3.º Il est en grande partie nouveau. La médecine, avec ses principes antiques, n'a jamais guéri, il faut l'avouer, le Choléra épidémique malin, ni aucune fièvre épidémique maligne, ni en un mot aucune maladie maligne. Pour les guérir dans le cas où elles sont guérissables, il faudrait à cet art une pratique nouvelle, des principes tout nouveaux. Ayant conçu et médité depuis long-temps sur l'art de guérir une théorie différente des théories reçues, théorie-pratique extrêmement simple, mais aujourd'hui peut-être peu recevable par cela même, et mal recommandée par cette simplicité ; n'ayant osé jusqu'à présent la publier, je profiterai de ce cas demi-désespéré, pour proposer à la France malade et en grand danger, ces nouvelles vues médicales et ce nouveau traitement. La médecine, dans cas présent, évidemment impuissante, pénétrée de douleur, désolée elle-même de cette impuissance, voudra bien tolérer, permettre, approuver des efforts qui tendent à rectifier ses opinions, à dissiper ses ignorances qu'elle avoue et, si j'ose le dire, ses erreurs. Je soumets toute mes vues au vaste savoir des médecins français et à leur parfait dévouement. Peut-être que par ma tentative et par leurs secours et leurs perfectio-nemens, cette mortalité funeste finira par être utile à la santé des hommes, et que cette espèce de révolution médicale, provoquée par ses excès nous servira à réparer ses maux, à renverser pour toujours son empire barbare et à reconquérir contre elle notre naturelle longévité. — C'est ce que désormais la médecine doit se proposer.

Telle est l'idée la plus générale de mon système.

PARAGRAPHE 2.

Maintenant dans l'exposé détaillé de ce système, m'écartant de la méthode didactique, je vais commencer, vu l'urgence, par présenter très-succintement entre les nombreuses causes de la maladie, une des dernières, la contagion, et le moyen de la dissiper. Je commence par cet article, quoique éloigné ainsi de sa place et quoique un des moins neufs, parce qu'il doit être le premier pour la préservation de notre pays.

DE LA CONTAGION
DERNIÈRE DES SIX CAUSES DU CHOLÉRA.

Je considérerai ici la contagion, non pas encore dans ce genre deuxième où la contagion est devenue générale et s'est communiquée à l'atmosphère et à la localité ; mais seulement dans ce genre premier, où elle est immédiate et particulière. Mon idée sur la contagion dans ce genre immédiat, peut être exposée en quatre propositions. — Dans ces propositions, en parlant de la qualité contagieuse, il me paraît à propos de parler aussi un peu , en passant, de la qualité épidémique.

PROPOSITION PREMIÈRE.

Quoique la médecine ait divisé toutes les maladies en épidémiques et non épidémiques , et aussi en contagieuses et non contagieuses, et qu'elle range la plupart d'entre elles dans la classe de celles qui ne sont ni l'un ni l'autre ; cependant, en observant et exprimant l'ensemble des faits avec plus d'exactitude , on arrive à un résultat très-différent. — Toutes ou presque toutes les maladies sont plus ou moins épidémiques : et toutes les maladies , et par conséquent toutes ces épidémies sont plus ou moins contagieuses. Les différentes espèces ne diffèrent entre elles , toutes à cet égard , que du plus au moins.

Il suit de là que le choléra , maladie évidemment très-épidémique , est aussi certainement plus ou moins contagieux.

Cette double proposition , que toutes les maladies sont épidémiques , et que toutes sont contagieuses, sera , quelque étrange qu'elle paraisse , évidemment prouvée dans le traité ci-dessus annoncé : elle le sera pour chacune de ses deux parties ; 1.º principalement par les faits ; 2.º et accessoirement par l'analogie.

Cette analogie sera prise dans la classe des vices moraux , c'est-à-dire des passions ; car les maladies , qui toutes ne sont que des passions physiques , sont très-analogues aux passions , qui, toutes, ne sont que des maladies morales. Or, on sait que toutes les passions sont, par la force de l'exemple , plus ou moins contagieuses. De même donc toutes les maladies sont contagieuses aussi.

(Entre ces deux qualités , l'épidémie et la contagion , c'est surtout de cette seconde, de la contagion , que nous devons ici nous occuper.)

PROPOSITION DEUXIÈME.

J'ai dit que toutes les maladies sont épidémiques et contagieuses. Quoique la médecine n'admette guère qu'un seul degré de contagion ; cependant cette qualité , dans l'ensemble des maladies , reçoit un nombre infini de degrés ainsi que l'épidémie ; mais pour la facilité de la méthode , il nous suffit de réduire tous ces degrés à trois principaux.

Toutes les maladies sont épidémiques et contagieuses, les unes très-peu, d'autres médiocrement, et les autres beaucoup. (Je vais désigner ici ces trois degrés par une qualité non pas essentielle, mais accidentelle, en faveur de la facilité et de la brièveté.) 1.º Sont, selon moi, épidémiques très-peu, et d'un autre côté aussi contagieuses très-peu, ces maladies qui, selon tous ou presque tous les médecins, ne le sont nullement ; 2.º le sont, selon moi, médiocrement, celles sur lesquelles les médecins se sont toujours divisés, les uns affirmant qu'elles le sont et les autres le niant (je dis ceci surtout pour la contagiosité) ; et 3.º sont, selon moi, épidémiques beaucoup, et aussi, de leur côté, contagieuses beaucoup et au plus haut degré, celles que les médecins, à l'unanimité, affirment être épidémiques et être contagieuses.

Le choléra, maladie évidemment épidémique beaucoup et au degré le plus haut, est contagieux modèrement et au degré médiocre.

Cette proposition, ce degré médiocre de contagion, fait comprendre pourquoi les médecins de tous les pays et de différens siècles, touchant la question de la contagion, soit de la fièvre jaune, soit de plusieurs autres épidémies, se sont divisés en deux partis de contagionistes et de non-contagionistes. Ils se sont fondés, les uns et les autres, sur un grand nombre de faits, en apparence contraires, et cependant également vrais. La maladie épidémique du degré médiocrement contagieux, a, par cela même, tout à la fois, d'une part un degré de contagion ou de facilité à se transmettre ; et, d'autre part, un degré d'innocuïté ou de difficulté à se transmettre. Elle a, dit-je, d'une part, un degré réel de contagion, lequel est bien prouvé par un grand nombre de faits de maladies transmises, faits que recueillent et citent très-soigneusement les médecins partisans de la contagion : et, d'une autre part, elle a aussi un degré réel d'innocuïté, qui est également prouvé par les faits de santé persistante que recueillent et citent, avec le même soin, les médecins partisans de la non-contagion. Ces deux genres de faits sont également vrais ; et des parties de ces deux opinions contraires et trop extrêmes, sont également fondées. Cette proposition donc, du degré médiocre de contagion dans la fièvre jaune, dans le choléra, etc., juge et doit terminer ce grand différent entre les contagionistes et les non-contagionistes, c'est-à-dire, entre tous les médecins.

(Pour la connaissance de ces faits, de ces deux genres de faits opposés, lire les dictionnaires de médecine récens, où ils sont rapportés abondamment, par exemple, au mot *fièvre jaune.*)

Analogie. Nous montrerons que les différentes espèces de passions, comme les espèces des maladies, se distinguent aussi dans leurs contagions par ces trois mêmes degrés, et qu'elles se transmettent les unes difficilement et peu, d'autres médiocrement, et les autres très-facilement et beaucoup.

Proposition Troisième.

Les deux propositions troisième et quatrième suivantes, sont pratiques, et sont, l'une particulière et relative à l'individu, l'autre générale et relative au public.

Proposition, dis-je, troisième ou particulière et relative à l'individu.

On sait que toute contagion, pour transmettre en effet la maladie, a besoin de deux conditions, d'une certaine prédisposition à la maladie dans l'individu sain, et d'une certaine communication entre le malade et cet individu sain ;

1.º Pour la transmission des maladies qui ne sont contagieuses que très-peu, cette prédisposition et cette communication ou fréquentation doivent être, l'une et l'autre, très-grandes ;

2.º Pour les maladies moyennes ou contagieuses médiocrement, ces deux conditions doivent être, au moins, toutes les deux médiocres ; ou si l'une d'elles n'est qu'extrêmement petite, l'autre alors, par compensation, doit être extrêmement grande ;

3.º Pour les maladies contagieuses très-grandement, cette prédisposition et cette fréquentation peuvent n'être que très-petites.

Ces deux conditions, de nature concordante, la prédisposition et la fréquentation, peuvent être très-souvent inégales entre elles, et dans ce cas la grandeur de l'une peut toujours compenser la petitesse de l'autre.

De là dérivera une conséquence pratique : de ces deux conditions et de leur mutuelle compensation, chaque individu peut inférer qu'elle doit être sa conduite à tenir relativement à la contagion.

Par exemple, si vous n'avez à la maladie épidémique qu'une disposition extrêmement petite, entre autres si étant assez sain vous avez suivi d'ailleurs un régime toujours sobre et modéré en tout ; il vous faudrait, pour prendre par contagion le choléra, une communication ou fréquentation extrêmement grande, intime, durable et multipliée avec plusieurs cholériques. Dans ce cas donc, vous pourriez presque braver la maladie au milieu d'une infirmerie pleine de malades moribonds ; vous n'avez à prendre aucune précaution.

Mais si, au contraire, vous vous êtes livré à de fréquens excès de table, et à tous les autres plaisirs de la vie ; si, préférant la réputation et les joies d'un gastronome et d'un bon vivant à celles d'un sage et d'un modèle de sobriété, vous avez été un mangeur, un buveur, etc., alors, pour peu que vous communiquiez avec un cholérique ou avec ce qui vient de lui, vous contracterez très-probablement la maladie ; un seul atôme de miasme, une seule étincelle suffit pour allumer en vous le choléra. Dans ce cas, vous devez vous prémunir contre la contagion de toutes sortes de précautions.

Analogie. Remarquez que la transmission contagieuse des maladies morales, c'est-à-dire des passions, exige précisément ces deux mêmes conditions ci-dessus déterminées, c'est-à-dire un certain degré de prédisposition et un certain degré de fréquentation, et qu'aussi elle exige, en gros, les mêmes précautions.

PROPOSITION QUATRIÈME ET DERNIÈRE.

Sur les Précautions, pratiques et générales, à prendre contre la Contagion immédiate ou individuelle.

Puisque le choléra est contagieux à un degré non extrême mais médiocre, il faut donc, pour s'en préserver, employer des précautions qui, de même, ne soient pas extrêmes, mais modérées et médiocres ; elles ne doivent être ni trop grandes, ni trop petites.

1.º Ces précautions ne doivent pas être extrêmement grandes ; car la contagion du choléra n'est pas plus à craindre, c'est-à-dire sa transmission n'est pas plus probable que celle de tant d'autres maladies aussi contagieuses que lui, et que cependant vous soignez ou visitez sans crainte ni précaution ;

2.º Les précautions ne doivent pas non plus être nulles ni extrêmement légères. Il faut employer des moyens de préservation contre la contagion : les omettre tout à fait ou les pratiquer très-faiblement, serait une imprudence insensée, pernicieuse et très-souvent meurtrière.

CONSÉQUENCES DE LA PROPOSITION QUATRIÈME,

OU PRATIQUES DE PRÉSERVATION.

Ces précautions contre le choléra, que j'ai dit devoir être employées à un degré médiocre, il faut les employer ainsi médiocres, soit à l'égard des malades, soit à l'égard des individus qui ont communiqué avec eux.

1.º A l'égard des malades. Il faut leur donner à tous, sans crainte et sans réserve, tous les secours et tous les soins, non seulement indispensables, mais les plus attentifs et les plus affecueux ; on le peut toujours sans un grand danger, et on le peut moyennant les précaution, sans aucune espèce de danger, puisque leur maladie n'est pas grandement contagieuse. — Mais il

faut aussi pratiquer sur ces malades des grands soins de propreté :
par exemple , changer assez souvent leurs linges , laver , par-
fumer et purifier ces linges , peut-être même quelquefois les
brûler.

2.º Envers les servans ; ces soins , dis-je , de grande propreté , il faut les pratiquer non seulement envers les malades ,
mais encore envers ceux qui les servent.

Le nombre de ceux-ci doit être limité : il faut ne donner à
chaque malade que le petit nombre de serviteurs qui lui sont
nécessaires , et écarter de lui les assistans superflus.

Ce dernier précepte doit être commun , quoique à des degrés
différens , à toutes les espèces de maladies. En général , dans
toute maladie , surtout un peu grave , les visites superflues
sont pernicieuses , et le sont à la fois au malade , aux visiteurs
et au public ; car les maladies étant toutes plus ou moins épidémiques , et en même temps plus ou moins contagieuses
(comme je l'ai énoncé ci-dessus) , ce sont en partie les visiteurs qui les répandent et les multiplient (Voyez sur ce dernier
point la *Médecine domestique de Buchan, de la contagion* ,
tom. I , p. 209 , 263 , et tom. V , p. 138. Les lecteurs nom-
breux à qui mon opinion sur lesdites visites pourrait paraître
extraordinaire , sont invités à lire , sur ce même sujet , cet
ouvrage *domestique* , que je cite ici de préférence , parce qu'il
est plus populaire et un des plus répandus.)

3.º Des émigrés arrivans. — Il ne faut pour écarter le
choléra ; ni aucunement des cordons sanitaires , ni presque
pas de lazaret , ni de quarantaine ; mais il faudrait , selon moi ,
ou plutôt il est désormais nécessaire que , par une ordonnance
de police , tout homme venant d'un lieu infecté du choléra
dans un lieu sain , soit obligé en arrivant de passer environ deux
heures à se purifier , et après cela de se présenter au magistrat
et de lui constater qu'il a effectué cette purification , c'est-à-
dire qu'il a pris un bain , et qu'il a changé tout son habille-
ment , ou l'a dûment ventilé , battu et parfumé.

Analogie. — Comme j'ai , touchant la contagion , fondé
sa théorie en partie et accessoirement sur l'analogie , sur
celle des maladies avec les passions ; on peut de même
fonder sa pratique préservative , en partie et accessoirement
sur la même analogie. — Par exemple , on sait qu'il y a
dans les empires , des passions morales et politiques qui
troublent la vie sociale , qui sont populaires et générales ,
et par conséquent épidémiques : et on sait aussi que souvent
tout gouvernement cherche , contre ces épidémies , le moyen
de prévenir leur contagion , et celui de les calmer et les guérir.
Je pense que par l'étude de ces analogies entre les contagions

physiques et morales , par la comparaison aprofondie et complette des maladies et des passions , la médecine et la morale peuvent et doivent à l'avenir s'aider et s'éclairer mutuellement pour prévenir (et guérir , d'abord , dis-je ici , pour prévenir) , l'une , la contagion physique et toutes les autres causes des maladies ; l'autre , la contagion morale et toutes les autres causes des coupables passions. Cette comparaison méthodique doit à l'avenir , plus que tout autre moyen , perfectionner à la fois la pratique de la morale et celle de la médecine.

Tels sont , en partie , les principes théoriques et pratiques relativement à la contagion , et spécialement à la contagion immédiate et individuelle.

———

Nota. — Quoique les propositions ci-dessus sur les propriétés générales des maladies paraissent hétéroclites et contraires aux théorèmes reçus de la médecine , cependant je dois leur en joindre une autre qui leur est analogue , et d'une apparence également paradoxale ; je le dois, dis-je, parce qu'elle est nécessaire à ce genre de vérités.

Comme toutes les maladies sont contagieuses, de même toutes aussi sont héréditaires ; elles le sont toujours plus ou moins , ou elles-mêmes en acte , ou du moins les dispositions à les contracter. Les maladies ou les vices physiques sont héréditaires , précisément comme le sont les vices moraux ou les passions. Et ainsi , les qualités actives de la vie peuvent se transmettre d'un individu à un autre par toutes les voies, soit par la contagion, soit plus facilement encore par la génération, par l'hérédité. — J'ai joint ici cette autre proposition aux premières , afin que les lecteurs médecins aient un champ plus libre et plus de facilité pour juger leur ensemble , et soit pour les adopter , soit pour les critiquer. Ceux à qui ces assertions paraîtraient erronées , en attendant qu'ils puissent en lire les preuves dans mon traité futur, sont invités à m'adresser leurs objections par la voie des journaux : je tâcherai de leur répondre et de les satisfaire.

D****, *D.-M.*

1.er *Mai* 1832.

P. S. Les articles suivans de ce précis préliminaire renfermeront , 1.º ma théorie de la seconde partie de la contagion , c'est-à-dire de la contagion généralisée et répandue sur l'atmosphère et sur la localité , et 2.º l'aperçu général de mon système-pratique , spécialement pour le choléra , c'est-à-dire de son traitement, soit préservatif, soit curatif ; lequel dans chacun de ces deux objets sera en partie individuel , et en partie public, en partie physique et en partie moral.

Ensuite viendra le traité méthodique général et spécial , divisé en trois chapitres , où , dans leur partie spéciale, j'exposerai mes vues , 1.º sur les causes du cholera ; 2.º sur sa nature , et 3.º sur son traitement : et c'est là que seront renfermés les développemens et les preuves des propositions ci-dessus , lesquels j'ai dû omettre dans ce prémier précis.

Si dans mes livraisons prochaines on juge que je commence à tenir les grandes promesses que j'avance dans celle-ci , peut-être alors tenterai-je d'ouvrir une souscription pour les livraisons suivantes (toutes courtes à peu près comme celle-ci.) Peut-être des médecins , en souscrivant , voudront-ils seconder le zèle hardi d'un confrère qui veut entreprendre non seulement de guérir la maladie régnante , mais, par une cure plus radicale , de guérir la médecine.

TOULOUSE,

IMPRIMERIE DE CAUNES, RUE DES TOURNEURS.

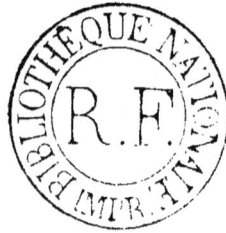

www.ingramcontent.com/pod-product-compliance
Lightning Source LLC
Chambersburg PA
CBHW050402210326
41520CB00020B/6426